Régime IG bas
pour débutants

Manger mieux pour vivre mieux !

ANNA GAINES
© 2020 Anna GAINES

Table des matières

Introduction

L'indice glycémique est une découverte nutritionnelle révolutionnaire qui consiste à attribuer un numéro aux aliments contenant des glucides en fonction de la quantité de sucre dans le sang que chaque aliment génère. L'indice glycémique n'est pas un régime alimentaire en soi, mais un outil parmi d'autres — comme le comptage des calories ou des glucides — pour guider les choix alimentaires.

Le régime IG bas est basé sur la façon dont les aliments affectent le taux de glycémie et vous guide vers une perte de poids permanente ainsi qu'une augmentation de l'énergie et une diminution du risque de maladie cardiaque, d'accident vasculaire cérébral et de diabète.

Le terme régime IG fait généralement référence à un plan alimentaire spécifique qui utilise l'indice glycémique comme guide principal ou unique pour la planification des repas. Contrairement aux autres plans, un régime IG ne précise pas nécessairement la taille des portions ou le nombre optimal de calories, de glucides ou de graisses pour la perte de poids ou le maintien du poids correct.

Le but d'un régime IG est de consommer des aliments contenant des glucides qui sont moins susceptibles de provoquer de fortes augmentations de la glycémie. Ce régime pourrait être un moyen de perdre du poids et de prévenir les maladies chroniques liées à l'obésité, comme le diabète et les maladies cardiovasculaires.

Régime IG bas

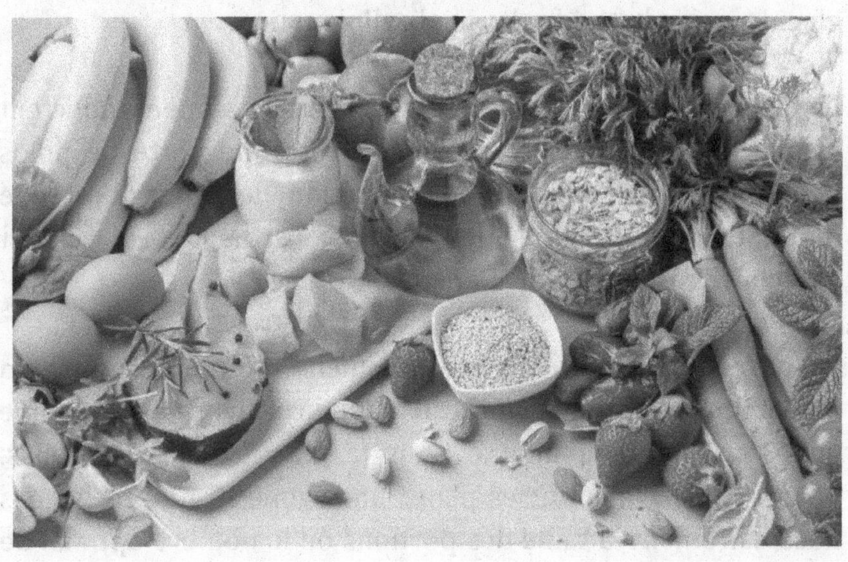

Qu'est-ce que l'index glycémique ?

L'indice glycémique est en effet lié aux glucides présents dans la nourriture. Mais il ne s'agit pas tellement d'une mesure de la quantité de glucides, mais de leur qualité. Plus précisément, il s'agit de la mesure dans laquelle les glucides présents dans les aliments affectent votre taux de glycémie.

Le glucose est vraiment ce dont nous parlons lorsque nous utilisons le terme de sucre dans le sang. C'est la forme la plus simple de sucre, et sa concentration dans le sang est ce que nous mesurons lorsque nous parlons de taux de glycémie. Le processus digestif convertit d'autres sucres et amidons plus complexes, en d'autres termes les glucides, en glucose utilisable par l'organisme.

L'indice glycémique mesure la vitesse à laquelle ce processus se déroule pour différents aliments. Les aliments à indice glycémique élevé se décomposent rapidement, ce qui provoque un pic dans le taux de glucose sanguin. Les aliments à IG bas se décomposent plus lentement, mais sur une plus longue période, ce qui affecte moins le glucose sanguin.

Les premières recherches sur l'indice glycémique ont été effectuées par les docteurs David Jenkins et Thomas Wolever à l'Université de Toronto au début des années 1980. Avant cette époque, on croyait que les glucides simples comme le sucre granulé se décomposaient rapidement et provoquaient une augmentation soudaine de la glycémie, alors que les glucides plus complexes comme les pommes de terre ne le faisaient pas.

Le Dr Jenkins et ses collègues ont testé un certain nombre d'aliments différents, en mesurant l'ampleur et la rapidité de leur effet sur le taux de glucose sanguin des personnes qui les consommaient. Ils ont découvert que les hypothèses courantes n'étaient pas correctes. En fait, certains amidons comme les pommes de terre, le pain et le riz se décomposent beaucoup plus rapidement que les sucres des fruits et d'autres aliments.

L'indice glycémique de divers aliments a été déterminé en testant le taux de glucose sanguin des personnes après qu'elles aient mangé ces aliments. Le glucose pur s'est vu attribuer une valeur de 100, et d'autres aliments ont reçu des valeurs basées sur la manière dont ils augmentaient le taux de glucose dans le sang par rapport au glucose.

Au fil des ans, un certain nombre d'études différentes ont été réalisées en Grande-Bretagne, en France, en Italie, en Suède, en Australie et au Canada pour déterminer l'indice glycémique des aliments. Des tableaux sont disponibles pour plus de 700 aliments différents. Bien que ce ne soit pas le cas pour presque tous les aliments, cela nous donne un bon indice de référence pour beaucoup des aliments les plus courants contenant des glucides.

Les aliments tels que les viandes, les produits laitiers et les légumes à salade n'ont pas été testés, car ils ne contiennent pas suffisamment de glucides pour augmenter le taux de glycémie de manière mesurable.

La plupart des aliments ont une valeur IG inférieure à 100 du glucose pur, bien qu'il ait été découvert que quelques aliments comme le riz au jasmin affectent en fait le taux de glucose dans le sang plus que le glucose pur. En termes généraux, nous appelons un aliment ayant une valeur IG de 55 ou moins un IG bas, 56 à 69 un IG modéré, et 70 ou plus un IG élevé.

Facteurs qui influent sur l'IG d'un aliment

Un certain nombre de facteurs peuvent influencer la valeur IG d'un aliment ou d'un repas, notamment :

Le type de sucre qu'il contient. Il existe une idée fausse selon laquelle tous les sucres ont un IG élevé. L'IG du sucre va de 23 pour le fructose à 105 pour le maltose. Par conséquent, l'IG d'un aliment dépend en partie du type de sucre qu'il contient.

La structure de l'amidon. L'amidon est un glucide composé de deux molécules — l'amylose et l'amylopectine. L'amylose est difficile à digérer, tandis que l'amylopectine est facilement digérée. Les aliments à forte teneur en amylose auront un IG plus faible.

Comment le glucide est raffiné. Les méthodes de transformation telles que le broyage et le roulage perturbent les molécules d'amylose et d'amylopectine, ce qui augmente l'IG. En règle générale, plus un aliment est transformé, plus son IG est élevé.

Composition des nutriments. L'ajout de protéines ou de graisses à un repas peut ralentir la digestion et aider à réduire la réponse glycémique à un repas.

Mode de cuisson. Les techniques de préparation et de cuisson peuvent également affecter l'IG. En général, plus un aliment est cuit lentement, plus ses sucres seront digérés et absorbés rapidement, ce qui augmente l'IG.

Degré de maturité. Les fruits non mûrs contiennent des glucides complexes qui se décomposent en sucre à mesure que le fruit mûrit. Plus le fruit est mûr, plus son IG est élevé. Par exemple, une banane non mûre a un IG de 30, alors qu'une banane trop mûre a un IG de 48.

Pourquoi l'indice glycémique est-il important ?

Pour la plupart des gens, manger plus d'aliments à IG bas est une bonne idée. Si une personne est diabétique ou atteinte d'une autre forme d'intolérance au glucose, cela signifie qu'elle ne connaîtra pas les mêmes types de pics de glycémie. Ces pics font que l'organisme produit plus d'insuline qu'il n'en a réellement besoin. Ce niveau d'insuline reste élevé après que l'alimentation à IG élevé cesse d'affecter le niveau de glucose dans le sang.

La consommation d'aliments à IG bas fait que les niveaux de glucose et d'insuline varient moins au cours de la journée, ce qui stresse moins l'organisme. C'est également une bonne chose du point de vue de la santé cardiaque.

Des études ont montré qu'un taux d'insuline élevé est lié à une pression sanguine et à un taux de cholestérol plus élevé. Des taux de glucose élevés stressent également les cellules, produisant des réponses inflammatoires qui peuvent contribuer à la formation de caillots de sang et de blocages dans les artères.

En outre, le processus digestif plus lent des aliments à IG bas signifie que vous aurez moins faim entre les repas, ce qui vous permettra de conserver plus facilement un poids corporel correct.

La croyance populaire selon laquelle on a faim quelques heures après avoir mangé des aliments chinois peut en fait s'expliquer par la valeur IG du riz et des nouilles qui constituent souvent la partie principale d'un repas chinois. Cela explique également pourquoi les gens ont tendance à se sentir si léthargiques après un repas de fast-food. Le taux de glucose augmente rapidement, alimenté par les aliments à IG élevé, puis diminue tout aussi rapidement, nous laissant soudainement fatigués au milieu de l'après-midi.

Différence entre l'indice glycémique et la charge glycémique

Vous avez peut-être entendu le terme charge glycémique, ou CG. Cette mesure est liée à l'indice glycémique, mais en est différente. L'indice glycémique est mesuré lorsqu'une personne mange une quantité standard d'un aliment, généralement la quantité contenant 100 grammes de glucides, et que la réponse glycémique est mesurable. Cela nous donne un bon chiffre à utiliser pour comparer les aliments.

Cependant, certains chercheurs ont constaté que cela peut être trompeur, car une portion d'un aliment particulier ne contient généralement pas exactement 100 grammes de glucides. Des chercheurs de l'université Harvard ont mis au point une nouvelle mesure appelée charge glycémique, qui prend en compte ce fait. La charge glycémique est basée sur l'indice glycémique, ajusté à la taille normale de la portion de l'aliment.

Une pomme est un bon exemple pour illustrer ce fonctionnement. Une pomme a un IG de 38, ce qui signifie qu'une portion de pommes contenant 100 grammes de glucides a un effet sur la glycémie de 38 %. Mais une pomme ne contient qu'environ 15 grammes de glucides. Manger une pomme n'affecte donc pas vraiment le glucose sanguin autant que l'IG pourrait l'indiquer. La CG prend cela en considération en multipliant l'IG d'un aliment par les glucides par portion, puis en divisant par 100. La CG d'une pomme est donc de 38 x 15/100, soit environ 6.

La question de savoir si l'IG ou la CG est une meilleure mesure de la qualité d'un aliment fait encore l'objet d'un débat. D'une part, la CG prend en considération la taille réelle de la portion, ce qui nous donne une meilleure idée de l'effet réel sur la glycémie d'un aliment particulier. D'autre part, les participants au débat soulignent que la CG ne permet pas de déterminer avec précision si un aliment est l'un de ceux qui agissent lentement et dont nous essayons de consommer davantage. Un aliment ayant un IG de 80 et une petite portion aurait le même CG qu'un aliment ayant un IG de 40, mais une portion deux fois plus grande. Cependant, les aliments ayant un IG de 80 sont ceux qui sont rapidement digérés, ce qui entraîne une augmentation des niveaux d'insuline et nous donne plus rapidement faim.

Bienfaits du régime IG bas

Pour résumer, examinons certains des principaux avantages pour la santé de choisir des aliments à IG bas.

Contrôle de diabète

C'est l'un des premiers avantages auxquels nous pensons avec un régime IG bas. En choisissant des aliments qui sont digérés plus lentement, on évite les pics de glycémie et les pics d'insuline qui en résultent. L'élimination de cet effet de montagnes russes signifie que le corps est moins stressé et que vous vous sentez mieux, car vos taux de glucose et d'insuline sont plus constants.

De plus, les aliments à IG bas ont tendance à contenir moins de glucides en général, ce qui est également bon pour une personne souffrant d'une forme quelconque d'intolérance au glucose.

Perte de poids

Ce sujet a suscité beaucoup d'intérêt ces derniers temps. Un certain nombre de régimes alimentaires ont mis l'accent sur la réduction de la quantité de glucides que vous consommez. Ce n'est pas ce que nous recommandons lorsque nous parlons de régimes IG bas. Nous voulons nous concentrer sur le type de glucides que vous consommez.

Un régime IG bas peut en effet fournir moins de glucides en général, mais le grand avantage vient à nouveau de la digestion plus lente des aliments à IG bas. Cela signifie que vous avez moins de chances d'avoir à nouveau faim peu de temps après avoir mangé, et que vous avez besoin d'un autre aliment à IG élevé pour vous sentir rassasié et satisfait.

Santé cardiaque

Un régime IG bas présente également un certain nombre d'avantages pour la santé cardiaque, certains directs et d'autres indirects.

Les céréales complètes, les légumineuses et les fruits et légumes sont tous des aliments à IG bas et peuvent tous contribuer à réduire le taux de cholestérol. De manière moins directe, des niveaux d'insuline élevés, comme ceux provoqués par des aliments à IG élevé, peuvent également contribuer à l'augmentation du taux de cholestérol et encourager le dépôt d'acides gras dans les artères, ce qui augmente le risque d'accident vasculaire cérébral et de crise cardiaque.

Un certain nombre de facteurs de risque des maladies cardiaques sont les mêmes que ceux qu'un régime IG bas peut réduire, notamment le taux de cholestérol, le diabète ou le prédiabète, et le surpoids.

Inconvénients du régime IG bas

Bien que le régime IG bas présente plusieurs bienfaits, il présente également un certain nombre d'inconvénients.

Tout d'abord, l'IG ne donne pas une image nutritionnelle complète. Il est important de prendre en compte la teneur en graisses, protéines, sucres et fibres d'un aliment, quel que soit son IG.

Par exemple, l'IG des frites surgelées est de 75. Certaines variétés de pommes de terre cuites au four, une alternative plus saine, ont un IG de 93 ou plus.

En fait, il existe de nombreux aliments malsains à faible IG, comme les barres Twix (IG 44) et les glaces (IG 27 à 55) pour les versions à faible teneur en matières grasses.

Un autre inconvénient est que l'IG mesure l'effet d'un seul aliment sur le taux de sucre dans le sang. Cependant, la plupart des aliments sont consommés dans le cadre d'un repas mixte copieux, ce qui rend l'IG difficile à prévoir dans ces circonstances.

Enfin, comme mentionné précédemment, l'IG ne tient pas compte du nombre de glucides que vous consommez. Or, c'est un facteur important pour déterminer leur effet sur votre taux de glycémie.

Par exemple, la pastèque a un IG élevé (72 à 80) et ne serait donc pas considérée comme la meilleure option si vous suiviez un régime IG bas.

Cependant, la pastèque a également une faible teneur en glucides, puisqu'elle contient moins de 8 grammes de glucides par 100 grammes. En fait, une portion typique de pastèque a un faible CG de 4 à 5 et un effet minime sur le taux de glycémie.

Cela souligne que l'utilisation de l'IG de manière isolée n'est pas toujours le meilleur indicateur de la glycémie. Il est également important de prendre en compte la teneur en glucides et la CG d'un aliment.

Aliments à consommer au régime IG bas

Il n'est pas nécessaire de compter les calories ou de surveiller les protéines, les graisses ou les glucides dans le cadre d'un régime IG bas.

Le régime IG bas consiste plutôt à remplacer les aliments à IG élevé par des aliments à IG bas.

Il existe une multitude d'aliments sains et nutritifs parmi lesquels vous pouvez choisir. Vous devez donc adopter les aliments à faible IG suivants :

- **Pain** : céréales complètes, multigrains, seigle, levain
- **Céréales pour petit-déjeuner** : flocons d'avoine, flocons de son
- **Fruits** : pommes, fraises, abricots, pêches, prunes, poires, kiwis, tomates, etc.
- **Légumes** : carottes, brocolis, choux-fleurs, céleris, courgettes, etc.
- **Légumes amylacés** : patates douces à chair orange, maïs, ignames, courges d'hiver
- **Légumineuses** : lentilles, pois chiches, haricots, haricots beurre, haricots rouges, etc.
- **Pâtes et nouilles** : pâtes, vermicelles, nouilles de riz
- **Riz** : basmati, grain long, brun
- **Céréales** : quinoa, orge, couscous perlé, sarrasin, freekeh, semoule
- **Produits laitiers et substituts de produits laitiers** : lait, fromage, yaourt, lait de coco, lait de soja, lait d'amande

Les aliments suivants contiennent peu ou pas de glucides et n'ont donc pas de valeur IG. Ces aliments peuvent être inclus dans le régime IG bas :

- **Poissons et fruits de mer** : y compris le saumon, la truite, le thon, les sardines et les crevettes
- **Autres produits animaux** : y compris le bœuf, le poulet, le porc, l'agneau et les œufs
- **Noix** : telles que les amandes, les noix de cajou, les pistaches, les noix et les noix de macadamia
- **Graisses et huiles** : y compris l'huile d'olive, le beurre et l'avocat
- **Herbes et épices** : telles que l'ail, le basilic, l'aneth, le sel et le poivre

Aliments à éviter au régime IG bas

Rien n'est strictement interdit en régime IG bas.

Cependant, essayez de remplacer autant que possible ces aliments à IG élevé par des aliments à IG bas :

- **Pain** : pain blanc, bagels, naan, pain turc, baguettes françaises, pain libanais
- **Céréales pour le petit-déjeuner** : avoine instantanée, riz soufflé, flocons de maïs
- **Légumes à fécule** : variétés de pommes de terre Désirée et Pontiac rouge, purée instantanée
- **Pâtes et nouilles** : pâtes de maïs et nouilles instantanées
- **Riz** : Jasmin, Arborio (utilisé dans le risotto), Calrose, blanc à grain moyen
- **Substituts laitiers** : lait de riz et lait d'avoine
- **Fruit** : pastèque
- **Collations sucrées** : craquelins de riz, galettes de riz, bretzels, chips de maïs
- **Gâteaux et autres confiseries** : petits pains, beignets, cupcakes, biscuits, gaufres, cakes.
- **Autres** : dragées, réglisse, boissons énergétiques

Recettes IG bas

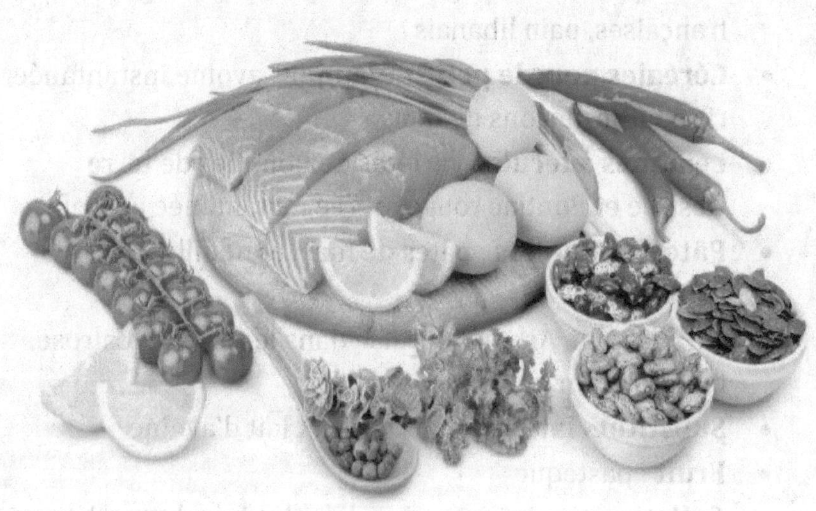

Sauces et condiments

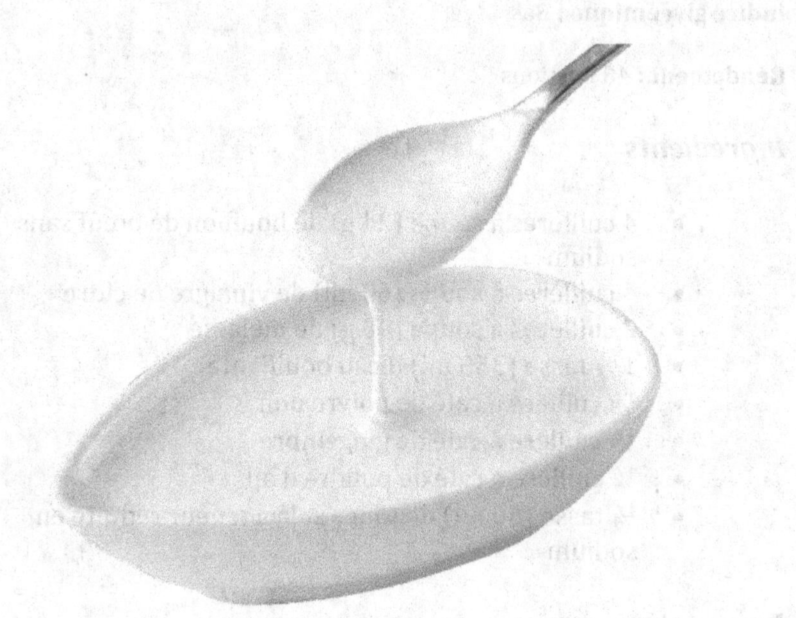

Sauce soja à faible teneur en sodium

Indice glycémique : Bas

Rendement : 48 portions

Ingrédients

- 4 cuillères à soupe (24 g) de bouillon de bœuf sans sodium
- 4 cuillères à soupe (60 ml) de vinaigre de cidre
- 2 cuillères à soupe (40 g) de mélasse
- 1½ tasse (355 ml) d'eau bouillante
- ⅛ cuillère à café de poivre noir
- ⅛ cuillère à café de gingembre
- ¼ cuillère à café de poudre d'ail
- ¼ tasse (60 ml) de sauce soja à teneur réduite en sodium

Préparation

Combinez tous les ingrédients, en remuant pour bien les mélanger. Versez dans des bocaux. Couvrez-les et fermez-les hermétiquement. Ce mélange peut être conservé indéfiniment au réfrigérateur.

Valeurs nutritionnelles par portion

6 calories ; 0 g de matière grasse ; 1 g de glucides ; 0 g de protéines

Sauce teriyaki à faible teneur en sodium

Indice glycémique : Bas

Rendement : 20 portions

Ingrédients

- 1 tasse (235 ml) de sauce soja
- 1 cuillère à soupe (15 ml) d'huile de sésame
- 2 cuillères à soupe (30 ml) de vin mirin
- ½ tasse (100 g) de sucre brun
- 3 gousses d'ail écrasées
- 2 tranches de gingembre
- Pincée de poivre noir

Préparation

Combinez tous les ingrédients dans une casserole et faites chauffer jusqu'à ce que le sucre soit dissout. Conservez ce mélange au réfrigérateur.

Valeurs nutritionnelles par portion

37 calories ; 1 g de matière grasse ; 84 g de glucides ; 0 g de protéines

Sauce barbecue

Indice glycémique : Bas

Rendement : 3 portions

Ingrédients

- ⅓ tasse (80 ml) de ketchup à faible teneur en sodium
- ¼ cuillère à café de poivre de Cayenne
- ½ cuillère à café de poivre
- ⅓ cuillère à café de poudre d'ail
- ½ cuillère à café de poudre de chili

Préparation

Combinez tous les ingrédients dans un petit bol et mélangez-les bien.

Valeurs nutritionnelles par portion

29 calories ; 0 g de matière grasse ; 7 g de glucides ; 1 g de protéines

<u>Sofrito</u>

Indice glycémique : Bas

Rendement : 20 portions

Ingrédients

- ½ tasse (75 g) de poivrons rouges, non piquants, hachés
- ½ tasse (80 g) d'oignons
- ¼ tasse (15 g) de coriandre fraîche
- ½ tasse (75 g) de poivrons verts
- 1 tasse (180 g) de tomates

Préparation

Mettez tous les ingrédients dans un mixeur et mixez-les jusqu'à ce qu'ils soient finement hachés.

Valeurs nutritionnelles par portion

5 calories ; 0 g de matière grasse ; 1 g de glucides ; 0 g de protéines

Sauce hollandaise

Indice glycémique : Bas

Rendement : 4 portions

Ingrédients

- ¼ tasse (60 ml) de vinaigre blanc
- 1 feuille de laurier
- 6 grains de poivre
- 3 œufs
- ½ tasse (112 g) de beurre non salé, fondu

Préparation

Mettez le vinaigre et les épices dans une petite casserole et faites bouillir jusqu'à ce qu'ils soient réduits à environ une cuillère à soupe de liquide.

Retirez les épices et ajoutez le vinaigre dans le récipient du robot de cuisine avec les œufs. Couvrez et mettez en marche à puissance élevée. Ajoutez lentement le beurre par le tube d'alimentation.

Servez la sauce chaude.

Valeurs nutritionnelles par portion

246 calories ; 25 g de matière grasse ; 0 g de glucides ; 6 g de protéines

Sauce crémeuse à la moutarde

Indice glycémique : Bas

Rendement : 8 portions

Ingrédients

- ½ tasse (120 g) de raifort cuit, égoutté
- ½ cuillère à café de moutarde sèche
- ½ tasse (120 ml) de crème épaisse, fouettée

Préparation

Combinez le raifort et la moutarde sèche. Laissez reposer au réfrigérateur jusqu'à l'heure du repas.

Au moment de servir, fouettez la crème et incorporez le mélange de raifort.

Servez la sauce immédiatement.

Valeurs nutritionnelles par portion

33 calories ; 3 g de matière grasse ; 2 g de glucides ; 0 g de protéines

Relish de tomate fraîche

Indice glycémique : Bas

Rendement : 8 portions

Ingrédients

- ½ tasse (80 g) d'oignon, coupé en morceaux
- ½ tasse (75 g) de poivron vert, coupé en morceaux
- ¼ tasse (60 ml) de vinaigre
- 2 cuillères à café (8,4 g) de sucre brun
- 1 cuillère à café de graines de céleri
- ½ cuillère à café de sel
- 1 pincée de poivre
- 1 tasse (180 g) de tomates, coupées en morceaux

Préparation

Mettez l'oignon, le poivron vert, le vinaigre, le sucre, les graines de céleri, le sel et le poivre dans le récipient d'un mixeur et mixez jusqu'à ce que le poivron et l'oignon soient grossièrement hachés. Ajoutez les tomates et mélangez jusqu'à ce qu'elles soient grossièrement hachées. Laissez-les refroidir et égouttez-les avant de les servir.

Valeurs nutritionnelles par portion

16 calories ; 0 g de matière grasse ; 3 g de glucides ; 0 g de protéines

Pesto aux tomates séchées

Indice glycémique : Bas

Rendement : 8 portions

Ingrédients

- ¼ tasse (25 g) de noix
- ½ tasse (55 g) de tomates séchées, emballées dans l'huile
- ¼ tasse (25 g) de parmesan râpé
- 1 gousse d'ail
- 2 cuillères à café (15 ml) d'huile d'olive
- Poivre noir au goût

Préparation

Préchauffez le four à 190 °C. Faites griller les noix pendant 7 à 8 minutes ; laissez refroidir. Égouttez l'huile des tomates. Dans un robot ménager, combinez tous les ingrédients. Mixez jusqu'à ce que le mélange soit lisse.

Valeurs nutritionnelles par portion

80 calories ; 7 g de matière grasse ; 2 g de glucides ; 2 g de protéines

Pesto d'épinards

Indice glycémique : Bas

Rendement : 4 portions

Ingrédients

- 280 g d'épinards
- ½ cuillère à café d'ail écrasé
- ¼ tasse (25 g) de parmesan râpé
- ¼ tasse (27 g) d'amandes
- ½ tasse (30 g) de persil frais
- ½ tasse (120 ml) d'huile d'olive
- ¼ cuillère à café de poivre noir fraîchement moulu

Préparation

Mixez tous les ingrédients dans un robot ou un mixeur. Servez le pesto sur des pâtes.

Valeurs nutritionnelles par portion

345 calories ; 34 g de matière grasse ; 6 g de glucides ; 7 g de protéines

Amuse-bouches et collations

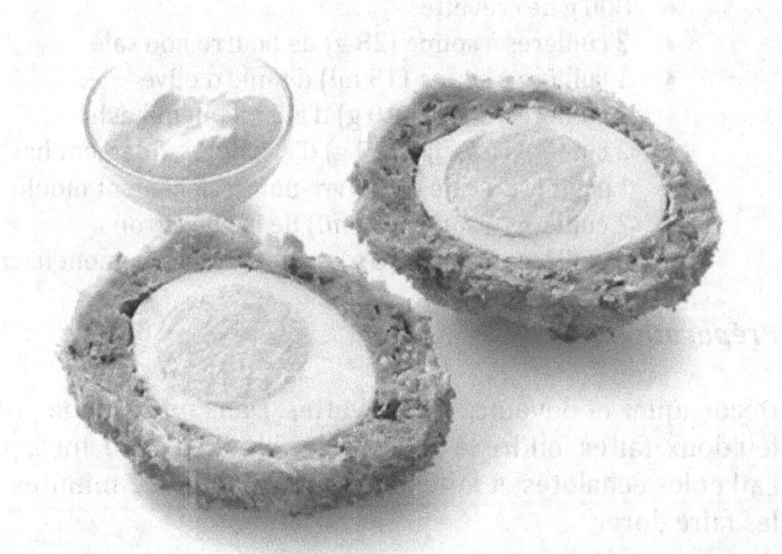

Crevettes à l'ail

Indice glycémique : Bas

Rendement : 10 portions

Ingrédients

- 800 g de crevettes
- 2 cuillères à soupe (28 g) de beurre non salé
- 1 cuillère à soupe (15 ml) d'huile d'olive
- 1 cuillère à soupe (10 g) d'ail, finement haché
- 2 cuillères à soupe (20 g) d'échalotes, finement hachées
- ¼ cuillère à café de poivre noir fraîchement moulu
- 2 cuillères à soupe (30 ml) de jus de citron
- 2 cuillères à soupe (6 g) d'aneth frais, finement haché

Préparation

Décortiquez et déveinez les crevettes. Dans une grande poêle à feu doux, faites fondre le beurre avec l'huile d'olive. Incorporez l'ail et les échalotes et faites-les sauter pendant 2 minutes sans les faire dorer.

Ajoutez les crevettes, augmentez légèrement le feu et faites cuire les crevettes pendant 3 minutes ou jusqu'à ce qu'elles soient à peine cuites à votre goût. Poivrez et mélangez bien.

Retirez dans un bol, en raclant toute la sauce. Incorporez le jus de citron et l'aneth ; mélangez bien le tout. Couvrez et laissez reposer au réfrigérateur pendant 3 à 4 heures avant de servir.

Servez sur des brochettes de bambou comme amuse-bouche.

Valeurs nutritionnelles par portion

122 calories ; 5 g de matière grasse ; 2 g de glucides ; 16 g de protéines

Ailes de poulet à la japonaise

Indice glycémique : Bas

Rendement : 4 portions

Ingrédients

- 450 g d'ailes de poulet
- ⅓ tasse (80 ml) de saké
- 3 cuillères à soupe (45 ml) de sauce soja
- 1 cuillère à café de gingembre, râpée
- ¼ tasse (32 g) de fécule de maïs

Préparation

Coupez les ailes de poulet au niveau des articulations. Jetez les extrémités des ailes.

Dans un bol, combinez le saké, la sauce soja et le gingembre pour obtenir une marinade. Placez le poulet dans un sac plastique refermable. Versez la marinade sur le poulet dans le sac. Fermez le sac. Laissez mariner au réfrigérateur pendant plusieurs heures ou toute la nuit, en tournant de temps en temps.

Égouttez le poulet, asséchez-le en le tapotant avec des serviettes en papier. Enrobez les ailes de poulet de fécule de maïs. Faites-les frire, 3 ou 4 morceaux à la fois, dans une poêle bien chaude pendant environ 5 minutes. Égouttez-les sur du papier essuie-tout et servez — les.

Valeurs nutritionnelles par portion

174 calories ; 4 g de matière grasse ; 7 g de glucides ; 25 g de protéines

Croquettes de poulet teriyaki

Indice glycémique : Bas

Rendement : 6 portions

Ingrédients

- 450 g de blanc de poulet
- ½ tasse (120 ml) d'eau
- ¾ tasse (175 g) de sauce soja
- ¼ cuillère à café de poudre d'ail
- 1 cuillère à café de sucre brun
- ½ cuillère à café de gingembre
- 1½ tasse (175 g) de chapelure

Préparation

Combinez l'eau, la sauce soja, la poudre d'ail et le gingembre.

Découpez le poulet en petits morceaux. Marinez-le dans le mélange de sauce soja pendant 2 heures. Égouttez-le bien.

Enrobez les morceaux de poulet avec de la chapelure. Faites-les frire dans une poêle bien chaude pendant environ 1 minute. Égouttez-les sur des serviettes absorbantes.

Valeurs nutritionnelles par portion

193 calories ; 2 g de matière grasse ; 20 g de glucides ; 21 g de protéines

Drumettes de poulet à la grecque

Indice glycémique : Bas

Rendement : 8 portions

Ingrédients

- 12 drumettes de poulet
- 3 cuillères à soupe (45 ml) de jus de citron
- 2 cuillères à soupe (30 ml) d'huile d'olive
- 2 cuillères à soupe (40 g) de miel
- 1 cuillère à café d'origan
- 1 gousse d'ail hachée

Préparation

Combinez tous les ingrédients, sauf le poulet, dans un grand sac en plastique refermable. Mélangez bien. Ajoutez le poulet, fermez et remuez pour enrober. Laissez reposer au réfrigérateur pendant 8 heures ou toute la nuit.

Retirez le poulet de la marinade et mettez-le dans un plat de cuisson. Faites-le cuire au four à 200 °C pendant 30 à 40 minutes jusqu'à ce qu'il soit bien doré.

Valeurs nutritionnelles par portion

87 calories ; 5 g de matière grasse ; 5 g de glucides ; 6 g de protéines

Œufs écossais

Indice glycémique : Bas

Rendement : 12 portions

Ingrédients

- 700 g de saucisses
- 12 œufs durs épluchés
- 1 œuf battu
- ½ tasse (60 g) de chapelure sèche

Préparation

Préchauffez le four à 230 °C.

Videz les saucisses et répartissez-les en 12 portions égales ; façonnez des galettes. Enroulez chaque galette de saucisse complètement autour d'un œuf dur, en pressant les bords pour les sceller.

Trempez les œufs enveloppés dans les saucisses dans l'œuf battu ; roulez-les dans la chapelure jusqu'à ce qu'ils soient complètement enrobés. Placez-les dans un moule non graissé.

Faites-les cuire au four pendant 30 minutes ou jusqu'à ce que la viande soit bien dorée et cuite.

Valeurs nutritionnelles par portion

300 calories ; 24 g de matière grasse ; 4 g de glucides ; 17 g de protéines

Quesadillas au fromage

Indice glycémique : Bas

Rendement : 8 portions

Ingrédients

- 2 tortillas à la farine
- ¼ tasse (25 g) d'olives noires, égouttées
- ¼ tasse (25 g) de fromage râpé
- 2 cuillères à soupe (32 g) de sauce tomate
- ¼ tasse (4 g) de coriandre fraîche

Préparation

Préchauffez le four à 220 °C.

Placez une tortilla à plat sur une plaque de cuisson. Combinez les olives, le fromage et la sauce dans un bol. Ajoutez la coriandre au mélange de fromage. Étalez le mélange uniformément sur la tortilla. Recouvrez avec l'autre tortilla ; appuyez bien dessus.

Faites-la cuire au four pendant 8 à 10 minutes ou jusqu'à ce que le dessus soit légèrement bruni.

Retirez la tortilla du four et laissez-la refroidir pendant 5 minutes. Coupez la quesadilla en 8 morceaux.

Valeurs nutritionnelles par portion

45 calories ; 2 g de matière grasse ; 4 g de glucides ; 2 g de protéines

Peau de pomme de terre épicée

Indice glycémique : Bas

Rendement : 24 portions

Ingrédients

- 4 pommes de terre
- 1½ cuillère à café de coriandre
- ½ cuillère à café de poivre noir
- 1½ cuillère à café de poudre de chili
- 1½ cuillère à café de poudre de curry

Préparation

Préchauffez le four à 200 °C. Faites cuire les pommes de terre pendant 1 heure. Retirez-les du four, mais laissez le four allumé. Coupez les pommes de terre en deux dans le sens de la longueur et laissez-les refroidir pendant 10 minutes.

Enlevez la plus grande partie de la chair des pommes de terre en laissant environ ½ cm de chair contre la peau (vous pouvez conserver la chair des pommes de terre pour un autre usage, comme la purée de pommes de terre).

Coupez chaque demi-pomme de terre en trois morceaux dans le sens de la largeur. Enduisez-les d'huile d'olive en spray. Combinez les épices et saupoudrez le mélange sur les pommes de terre.

Faites cuire la peau des pommes de terre au four pendant 15 minutes ou jusqu'à ce qu'elle soit croustillante et dorée.

Valeurs nutritionnelles par portion

44 calories ; 0 g de matière grasse ; 10 g de glucides ; 1 g de protéines

Pomme au fromage

Indice glycémique : Bas

Rendement : 8 portions

Ingrédients

- 1 pomme
- 30 g de fromage cheddar
- 1 cuillère à café de sucre de cannelle

Préparation

Lavez la pomme, essuyez-la et coupez-la en quartiers. Enlevez les pépins. Coupez les quartiers en deux.

Disposez les tranches de pomme sur une assiette pour qu'elles ressemblent à une roue à aubes. Saupoudrez les tranches de sucre de cannelle.

Coupez la tranche de fromage en 8 morceaux. Placez un morceau de fromage sur chaque tranche de pomme.

Faites chauffer au micro-ondes à puissance maximale pendant 10 à 20 secondes jusqu'à ce que le fromage fonde.

Valeurs nutritionnelles par portion

24 calories ; 1 g de matière grasse ; 3 g de glucides ; 1 g de protéines

Croustilles de pita au parmesan

Indice glycémique : Bas

Rendement : 8 portions

Ingrédients

- 3 cuillères à soupe (42 g) de beurre non salé
- 1 cuillère à café d'ail haché
- 2 pitas de blé entier, coupées en 8 triangles
- ½ cuillère à café de poivre noir fraîchement moulu
- ¼ tasse (25 g) de parmesan râpé
- Sel au goût

Préparation

Faites fondre le beurre dans une poêle et faites cuire l'ail dans le beurre à feu doux en remuant de temps en temps pendant 5 minutes. Badigeonnez légèrement le mélange sur le côté rugueux des triangles de pita. Disposez le côté beurre vers le haut en une couche sur la plaque de cuisson.

Saupoudrez de sel, de poivre et de parmesan selon votre goût. Faites cuire au four préchauffé à 180 °C pendant 12 à 15 minutes jusqu'à ce que les pitas soient croustillants et légèrement brunis. Laissez-les refroidir et conservez-les dans un récipient hermétique dans un endroit sec.

Valeurs nutritionnelles par portion

95 calories ; 6 g de matière grasse ; 9 g de glucides ; 3 g de protéines

Petit-déjeuner

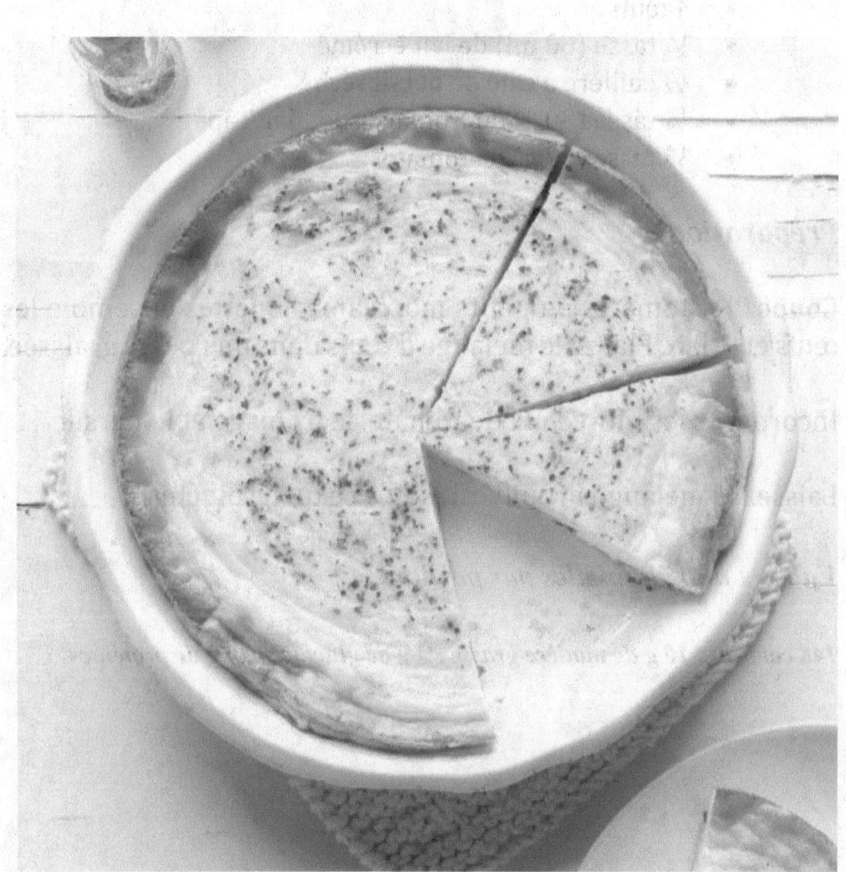

Œufs brouillés aux tomates

Indice glycémique : Bas

Rendement : 4 portions

Ingrédients

- 4 œufs
- ¼ tasse (60 ml) de lait écrémé
- ½ cuillère à café de persil séché
- ¼ tasse (30 g) de fromage cheddar, râpé
- ½ tasse (27 g) de tomates

Préparation

Coupez les tomates en petits morceaux. Fouettez ensemble les œufs et le lait. Placez le mélange d'œufs dans une poêle graissée.

Incorporez les morceaux de tomate, le fromage et le persil.

Laissez le mélange brouiller jusqu'à ce qu'il soit cuit.

Valeurs nutritionnelles par portion

148 calories ; 10 g de matière grasse ; 5 g de glucides ; 10 g de protéines

Quiche aux trois fromages

Indice glycémique : Bas

Rendement : 6 portions

Ingrédients

- 1 croûte à tarte
- 225 g de fromage blanc
- 110 g de fromage suisse, râpé
- 25 g de parmesan râpé
- 4 œufs battus

Préparation

Faites cuire la croûte à tarte pendant 5 minutes au four à 220 °C. Baissez la température à 180 °C.

Mélangez les ingrédients et versez-les dans la croûte à tarte. Faites-la cuire à 180 °C pendant 45 à 50 minutes ou jusqu'à ce qu'un couteau en ressorte propre.

Valeurs nutritionnelles par portion

386 calories ; 25 g de matière grasse ; 16 g de glucides ; 23 g de protéines

Pochettes déjeuner

Indice glycémique : Bas

Rendement : 2 portions

Ingrédients

- 1 tranche de lard
- 2 œufs
- ¼ tasse (30 g) de fromage cheddar râpé
- 1 pain pita

Préparation

Coupez le bacon en dés et faites-le sauter à la poêle. Versez les œufs dans la poêle et faites-les brouiller. Éteignez le feu et ajoutez le fromage jusqu'à ce qu'il soit fondu.

Faites ramollir le pain pita au micro-ondes pendant 15 secondes. Ouvrez la poche et remplissez-la avec le mélange d'œufs brouillés.

Valeurs nutritionnelles par portion

251 calories ; 13 g de matière grasse ; 17 g de glucides ; 15 g de protéines

Crêpes au fromage blanc

Indice glycémique : Bas

Rendement : 4 portions

Ingrédients

- 3 œufs
- ¼ cuillère à café de sel
- 1 tasse (225 g) de fromage blanc
- ¼ tasse (60 ml) de lait écrémé
- 1 tasse (125 g) de farine
- 2 cuillères à soupe (28 g) de beurre fondu

Préparation

Battez les œufs avec un peu de sel. Ajoutez le fromage blanc et le lait et battez bien. Ajoutez progressivement la farine et battez jusqu'à obtenir une pâte lisse. Incorporez le beurre fondu.

Versez des cuillerées sur la plaque à crêpes graissée. Retournez-les lorsqu'elles sont légèrement dorées et faites-les dorer de l'autre côté.

Valeurs nutritionnelles par portion

270 calories ; 10 g de matière grasse ; 28 g de glucides ; 15 g de protéines

Smoothie à l'orange

Indice glycémique : Bas

Rendement : 1 portion

Ingrédients

- 350 ml de babeurre
- ⅓ tasse (80 g) de concentré de jus d'orange
- 2 cuillères à soupe (30 g) de sucre brun
- 1 cuillère à café de vanille
- 2 glaçons

Préparation

Dans le récipient du mixeur, combinez le babeurre, le concentré de jus d'orange, le sucre brun et la vanille.

Couvrez et mixez jusqu'à l'obtention d'une texture lisse. Le mélangeur en marche, ajoutez les glaçons un par un, par l'ouverture du couvercle. Mixer jusqu'à ce que le mélange soit lisse et mousseux.

Valeurs nutritionnelles par portion

414 calories ; 3 g de matière grasse ; 81 g de glucides ; 14 g de protéines

Omelette à la ricotta

Indice glycémique : Bas

Rendement : 2 portions

Ingrédients

- 4 œufs
- ¼ cuillère à café de poudre d'ail
- ¼ cuillère à café de poivre noir
- ½ tasse (125 g) de fromage ricotta
- 2 cuillères à soupe d'huile d'olive

Préparation

Battez les œufs avec la poudre d'ail, le poivre et le fromage. Faites chauffer l'huile dans une poêle. Versez les œufs ; faites tourner la poêle pour les répartir uniformément.

Faites cuire jusqu'à ce que les œufs soient presque pris, en soulevant le bord pour permettre à l'œuf non cuit de couler en dessous. Pliez l'omelette en deux, couvrez et faites cuire jusqu'à ce que le tout soit cuit.

Valeurs nutritionnelles par portion

311 calories ; 23 g de matière grasse ; 4 g de glucides ; 22 g de protéines

Beignets aux pommes

Indice glycémique : Bas

Rendement : 4 portions

Ingrédients

- 1 tasse (120 g) de farine de blé entier pour pâtisserie
- 1 cuillère à soupe (14 g) de levure chimique
- ½ tasse (120 ml) de lait écrémé
- 1 œuf
- 1 cuillère à soupe (15 ml) d'huile de canola
- ½ tasse (75 g) de banane hachée
- ½ tasse (63 g) de pomme hachée
- ½ cuillère à café de noix de muscade

Préparation

Mélangez la farine et la levure chimique. Combinez le lait, l'œuf et l'huile. Ajoutez la banane, la pomme et la noix de muscade. Incorporez aux ingrédients secs, en remuant jusqu'à ce qu'ils soient juste humidifiés.

Versez quelques cuillères à soupe dans l'huile chaude. Faites frire pendant 2 à 3 minutes de chaque côté jusqu'à ce que le tout soit doré. Égouttez sur du papier essuie-tout avant de servir.

Valeurs nutritionnelles par portion

212 calories ; 6 g de matière grasse ; 36 g de glucides ; 7 g de protéines

Omelette aux légumes

Indice glycémique : Bas

Rendement : 4 portions

Ingrédients

- ½ tasse (75 g) de poivron rouge haché
- ½ tasse (80 g) d'oignon haché
- 1 tasse (71 g) de fleurons de brocoli
- 225 g de champignons tranchés
- 1 tasse (115 g) de courgettes tranchées
- 6 œufs
- 1 cuillère à soupe de persil
- ¼ cuillère à café de poivre noir
- 50 g de fromage râpé

Préparation

Enduisez une grande poêle allant au four d'un spray d'huile végétale. Faites sauter le poivron, l'oignon et le brocoli jusqu'à ce qu'ils soient tendres et croquants. Ajoutez les champignons et les courgettes et faites-les sauter 1 à 2 minutes de plus.

Mélangez les œufs, le persil et le poivre noir et versez le tout sur le mélange de légumes, en l'étalant pour le couvrir. Couvrez et faites cuire à feu moyen pendant 10 à 12 minutes ou jusqu'à ce que les œufs soient presque pris.

Saupoudrez le fromage sur le dessus. Placez la poêle sous le gril jusqu'à ce que les œufs soient pris et que le fromage soit fondu.

Valeurs nutritionnelles par portion

140 calories ; 4 g de matière grasse ; 8 g de glucides ; 18 g de protéines

Casserole italienne

Indice glycémique : Bas

Rendement : 8 portions

Ingrédients

- 450 g de saucisse italienne, boyaux retirés
- 1 cuillère à soupe de beurre
- 115 g de champignons, tranchés
- 1 tasse (160 g) d'oignon rouge, haché
- 12 œufs, battus
- 1 tasse (235 ml) de lait
- 115 g de mozzarella, râpé
- 1 tasse (180 g) de tomates pelées et hachées
- ½ cuillère à café de poivre fraîchement moulu
- ½ cuillère à café d'origan émietté

Préparation

Faites sauter les saucisses émiettées jusqu'à ce qu'elles ne soient plus roses. Égouttez-les et mettez-les de côté dans un bol.

Faites sauter l'oignon et les champignons dans le beurre jusqu'à ce qu'ils soient tendres, mais pas dorés. Ajoutez-les aux saucisses en remuant. Incorporez le reste des ingrédients et mélangez bien.

Versez le mélange dans un moule graissé et faites-le cuire au four à 200 °C pendant 30 à 35 minutes ou jusqu'à ce qu'un couteau inséré au centre en ressorte propre.

Valeurs nutritionnelles par portion

440 calories ; 34 g de matière grasse ; 6 g de glucides ; 27 g de protéines

Plats principaux

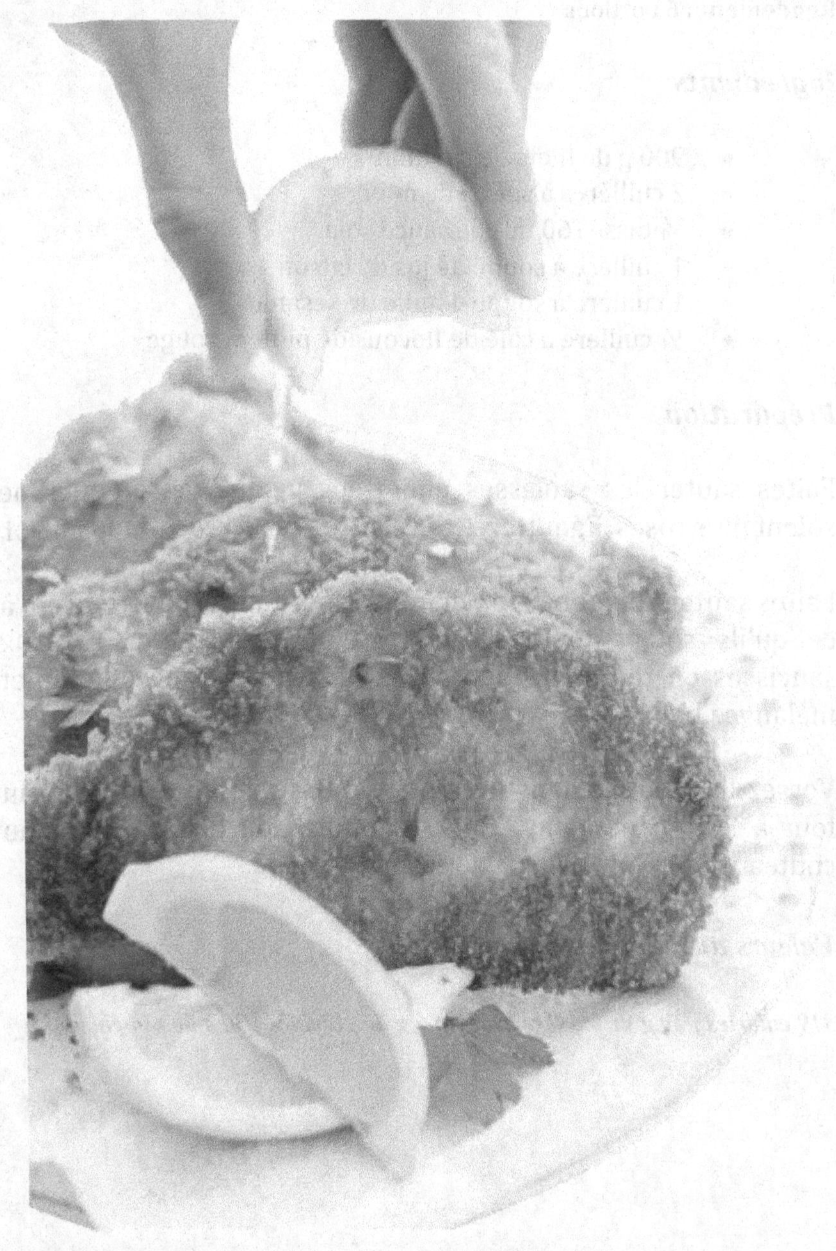

Saumon sucré et épicé

Indice glycémique : Bas

Rendement : 6 portions

Ingrédients

- 900 g de filets de saumon
- 2 cuillères à soupe de miel
- ¼ tasse (60 ml) de sauce soja
- 1 cuillère à soupe de jus de citron
- 1 cuillère à soupe d'huile de sésame
- ¼ cuillère à café de flocons de piment rouge

Préparation

Faites sauter les saucisses émiettées jusqu'à ce qu'elles ne soient plus roses. Égouttez-les et mettez-les de côté dans un bol.

Faites sauter l'oignon et les champignons dans le beurre jusqu'à ce qu'ils soient tendres, mais pas dorés. Ajoutez-les aux saucisses en remuant. Incorporez le reste des ingrédients et mélangez bien.

Versez le mélange dans un moule graissé et faites-le cuire au four à 200 °C pendant 30 à 35 minutes ou jusqu'à ce qu'un couteau inséré au centre en ressorte propre.

Valeurs nutritionnelles par portion

319 calories ; 19 g de matière grasse ; 6 g de glucides ; 30 g de protéines

<u>Steaks de thon</u>

Indice glycémique : Bas

Rendement : 2 portions

Ingrédients

- 170 g de steaks de thon
- 2 cuillères à soupe d'huile d'olive
- 2 cuillères à soupe de jus de citron
- ½ cuillère à café de poivre noir fraîchement moulu

Préparation

Combinez l'huile d'olive et le jus de citron. Faites mariner les steaks dans le mélange pendant au moins 30 minutes, en les retournant de temps en temps.

Faites chauffer une poêle à feu vif. Mettez les steaks dans la poêle et faites-les cuire pendant 2 minutes. Saupoudrez de poivre, retournez-les et laissez-les cuire 2 minutes de plus.

Valeurs nutritionnelles par portion

247 calories ; 8 g de matière grasse ; 2 g de glucides ; 20 g de protéines

Brochettes d'espadon

Indice glycémique : Bas

Rendement : 4 portions

Ingrédients

- 450 g de steaks d'espadon coupés en morceaux
- 2 poivrons rouges, coupés en morceaux
- 2 poivrons jaunes, coupés en morceaux
- 1 oignon, coupé en quartiers
- 1 cuillère à soupe de jus de citron

Préparation

Sur 8 brochettes, alternez le poisson avec les poivrons et l'oignon. Arrosez-les de jus de citron. Faites-les griller sur un gril à feu moyen. Laissez cuire jusqu'à ce que le poisson devienne opaque et que la chair s'écaille.

Valeurs nutritionnelles par portion

199 calories ; 5 g de matière grasse ; 14 g de glucides ; 25 g de protéines

Blanc de poulet farci au fromage

Indice glycémique : Bas

Rendement : 6 portions

Ingrédients

- ¾ tasse (83 g) de fromage râpé
- ½ tasse (125 g) de fromage ricotta
- 1 cuillère à soupe de thym
- ⅛ cuillère de poivre noir, grossièrement moulu
- 6 blancs de poulet
- 2 cuillères à café de beurre non salé

Préparation

Dans un petit bol, mélangez les fromages, le thym et le poivre noir concassé.

Placez un blanc de poulet sur une surface plane. Découpez une fente horizontale de 6 cm dans le côté du blanc de poulet pour former une poche. Répétez la procédure avec les autres blancs.

Farcissez chaque poche avec 2 cuillères de mélange de fromage. Faites fondre le beurre dans la poêle. Placez le poulet dans la poêle et faites-le cuire pendant 6 minutes.

Tournez le poulet ; réduisez le feu à moyen et faites-le cuire 4 à 5 minutes jusqu'à ce que le poulet soit bien cuit.

Valeurs nutritionnelles par portion

181 calories ; 8 g de matière grasse ; 2 g de glucides ; 23 g de protéines

Curry de bœuf

Indice glycémique : Bas

Rendement : 4 portions

Ingrédients

- 225 g de bœuf haché
- ½ tasse d'oignon, haché
- 1 gousse d'ail, hachée
- ¾ tasse de pomme, hachée, non pelée
- ¼ tasse de persil frais, haché
- 1½ cuillère à café de poudre de curry
- ½ cuillère à café de cumin
- ⅛ cuillère à café de cayenne
- ¼ tasse (60 ml) de jus de pomme non sucré
- 450 g de tomates

Préparation

Faites cuire le bœuf haché, l'oignon et l'ail dans une poêle à feu moyen, en remuant fréquemment, jusqu'à ce qu'ils ne soient plus rosés ; égouttez le mélange.

Incorporez le reste des ingrédients en remuant, puis séparez les tomates. Faites chauffer jusqu'à ébullition ; réduisez le feu.

Laissez mijoter sans couvercle pendant environ 5 minutes ou jusqu'à ce que la pomme soit tendre, en remuant de temps en temps.

Valeurs nutritionnelles par portion

182 calories ; 10 g de matière grasse ; 12 g de glucides ; 12 g de protéines

Bœuf au sésame

Indice glycémique : Bas

Rendement : 4 portions

Ingrédients

- 455 g de steak de bœuf, coupé en lanières
- 2 cuillères à soupe d'huile d'olive
- 2 cuillères à soupe de sucre brun
- 2 cuillères à soupe de sauce soja
- 2 gousses d'ail
- ¼ tasse d'oignons verts hachés
- Poivre noir, au goût
- 1 cuillère de graines de sésame grillées

Préparation

Mélangez 1 cuillère à soupe d'huile, le sucre, la sauce soja, l'ail, les oignons verts et le poivre. Faites mariner la viande dans ce mélange pendant au moins 30 minutes.

Faites chauffer le reste de l'huile dans une poêle ou un wok. Incorporez la viande et la marinade et faites sauter.

Servez sur du riz et garnissez de graines de sésame.

Valeurs nutritionnelles par portion

319 calories ; 15 g de matière grasse ; 7 g de glucides ; 36 g de protéines

Côtelettes de porc à l'orange

Indice glycémique : Bas

Rendement : 4 portions

Ingrédients

- 4 côtelettes de porc désossées
- 1 cuillère à soupe d'huile
- ¼ cuillère à café de poivre noir
- 1 cuillère à café de gingembre moulu
- ¼ tasse (60 ml) de jus d'orange

Préparation

Faites sauter les côtelettes dans l'huile des deux côtés. Saupoudrez d'épices et versez du jus d'orange sur le dessus. Couvrez et laissez cuire jusqu'à ce que les côtelettes soient cuites, 10 à 15 minutes.

Valeurs nutritionnelles par portion

173 calories ; 9 g de matière grasse ; 2 g de glucides ; 19 g de protéines

Schnitzel

Indice glycémique : Bas

Rendement : 4 portions

Ingrédients

- 2 cuillères à soupe d'huile d'olive
- 4 côtelettes de longe de porc désossées
- 2 œufs
- ½ tasse de chapelure fine
- ¼ cuillère à café de poivre
- 2 citrons

Préparation

Faites chauffer l'huile dans une grande poêle à feu moyen élevé.

Placez chaque côtelette entre deux feuilles de plastique et pilonnez avec le côté lisse d'un attendrisseur à viande jusqu'à ce qu'elle soit mince.

Battez les 2 œufs dans un bol assez large pour y tremper la viande. Étalez la chapelure sur une assiette ou une surface plane. Prenez chaque escalope, poivrez et trempez les deux côtés de la viande dans les œufs pour les enrober. Ensuite, enduisez toute l'escalope avec la chapelure.

Placez la viande dans de l'huile chaude et faites cuire des deux côtés jusqu'à ce qu'ils soient bien dorés. Il suffit d'environ 1 à 2 minutes par côté. Servez chaque escalope avec un demi-citron sur le côté.

Valeurs nutritionnelles par portion

372 calories ; 23 g de matière grasse ; 16 g de glucides ; 28 g de protéines

Poulet rôti

Indice glycémique : Bas

Rendement : 8 portions

Ingrédients

- 1 grand poulet à rôtir
- 1 cuillère à café de paprika
- 1 cuillère à café de poudre d'oignon
- ½ cuillère à café de poivre noir
- ½ cuillère à café de thym
- ¼ cuillère à café de poudre d'ail
- ¼ tasse (85 g) de miel

Préparation

Mélangez les épices au miel. Badigeonnez le poulet et faites-le rôtir à 170 °C jusqu'à ce qu'il soit cuit, en arrosant de temps en temps avec le jus de cuisson.

Valeurs nutritionnelles par portion

71 calories ; 1 g de matière grasse ; 9 g de glucides ; 5 g de protéines

Desserts

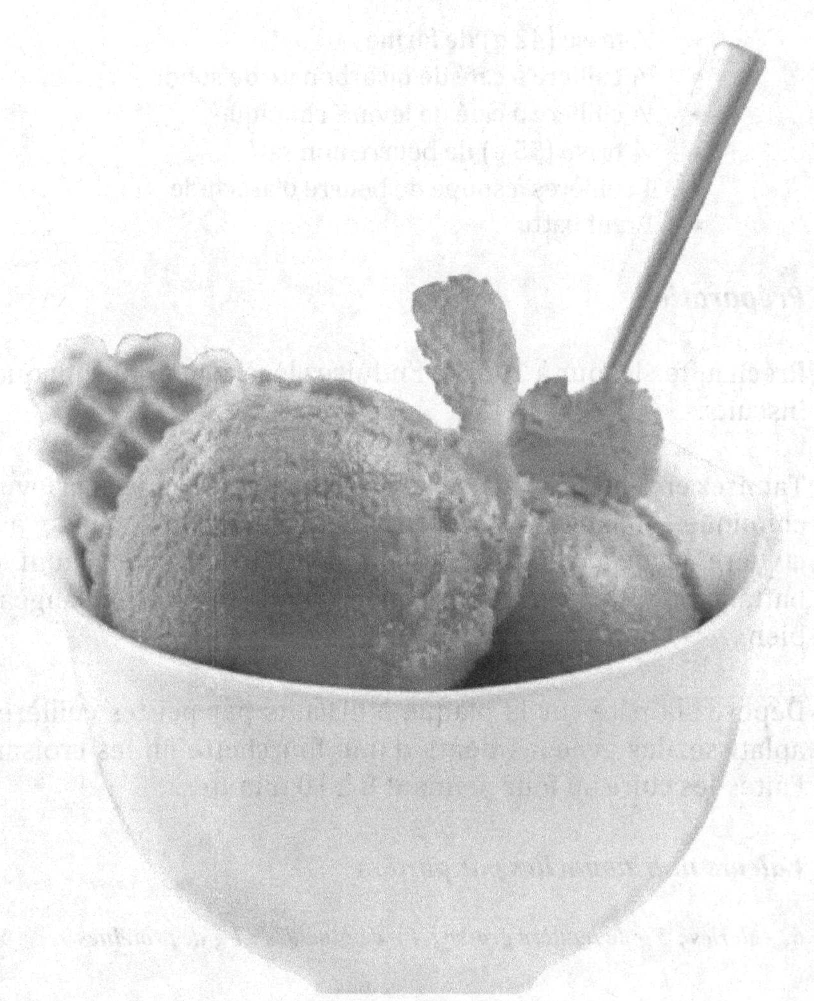

<u>Biscuits au beurre d'arachide</u>

Indice glycémique : Bas

Rendement : 18 portions

Ingrédients

- ⅓ tasse (42 g) de farine
- ¼ cuillère à café de bicarbonate de soude
- ¼ cuillère à café de levure chimique
- ¼ tasse (55 g) de beurre non salé
- 4 cuillères à soupe de beurre d'arachide
- 1 œuf battu

Préparation

Préchauffez le four à 190 °C. Enduisez légèrement une plaque à biscuits.

Tamisez ensemble la farine, le bicarbonate de soude et la levure chimique. Mélangez le beurre et le beurre d'arachide à la cuillère jusqu'à ce qu'ils soient crémeux. Ajoutez l'œuf en battant bien. Incorporez les ingrédients secs en mélangeant bien.

Déposez la pâte sur la plaque à biscuits par petites cuillères ; aplatissez-les avec les dents d'une fourchette en les croisant. Faites-les cuire au four pendant 8 à 10 minutes.

Valeurs nutritionnelles par portion

62 calories ; 5 g de matière grasse ; 4 g de glucides ; 1 g de protéines

Biscuits aux carottes

Indice glycémique : Bas

Rendement : 30 portions

Ingrédients

- 1 tasse (110 g) de carottes râpées
- ½ tasse (115 g) de yaourt nature
- 2 cuillères à soupe d'huile de canola
- 1 cuillère à café de vanille
- 1½ tasse (267 g) de dattes
- 1½ tasse (180 g) de farine à pâtisserie de blé entier
- ½ cuillère à café de bicarbonate de soude

Préparation

Préchauffez le four à 180 °C. Enduisez une plaque à pâtisserie d'huile végétale ou recouvrez-la de papier cuisson.

Dans un bol moyen, mélangez la carotte, le yaourt, l'huile, la vanille et les dattes. Laissez-les reposer pendant 15 minutes.

Incorporez le reste des ingrédients secs en remuant jusqu'à ce qu'ils soient bien mélangés. Déposez des cuillères arrondies de mélange sur la plaque à pâtisserie, en respectant un espacement de 3 cm. Faites-les cuire au four pendant 15 minutes ou jusqu'à ce que le dessus des biscuits reprenne sa forme initiale lorsqu'on les touche légèrement.

Valeurs nutritionnelles par portion

62 calories ; 1 g de matière grasse ; 13 g de glucides ; 1 g de protéines

<u>Brownies</u>

Indice glycémique : Bas

Rendement : 18 portions

Ingrédients

- 1 tasse (225 g) de beurre non salé
- ½ tasse (40 g) de poudre de cacao
- 4 œufs
- 2 cuillères à café de vanille
- 1 tasse (120 g) de farine à pâtisserie de blé entier

Préparation

Préchauffez le four à 180 °C.

Faites fondre le beurre et le cacao au micro-ondes, en remuant une ou deux fois. Une fois fondus, ajoutez les œufs et la vanille. Remuez pour bien mélanger, puis ajoutez la farine.

Versez le mélange dans un moule graissé. Faites-le cuire au four pendant 25 minutes.

Valeurs nutritionnelles par portion

155 calories ; 12 g de matière grasse ; 11 g de glucides ; 3 g de protéines

<u>Tarte aux pommes</u>

Indice glycémique : Bas

Rendement : 6 portions

Ingrédients

- ½ tasse (60 g) de biscuits concassés
- 5 pommes, épépinées et pelées
- ½ cuillère à café de cannelle
- ¼ tasse (35 g) de raisins secs
- ⅓ tasse (80 ml) de jus de pomme

Préparation

Enduisez un moule à tarte allant au micro-ondes d'une huile végétale. Répartissez les miettes de biscuits dans le moule. Couvrez-les avec les tranches de pommes. Saupoudrez le dessus d'épices et de raisins secs. Versez le jus sur le dessus. Couvrez la tarte et faites-la cuire au micro-ondes pendant 15 minutes.

Valeurs nutritionnelles par portion

108 calories ; 1 g de matière grasse ; 21 g de glucides ; 1 g de protéines

Fruits grillés

Indice glycémique : Bas

Rendement : 6 portions

Ingrédients

- 1 pomme
- 1 poire
- 1 banane
- ⅓ tasse (75 g) de beurre non salé, fondu
- 1 cuillère à café de cannelle moulue
- ½ cuillère à café de gingembre moulu

Préparation

Coupez les fruits en deux ou en quartiers sans les peler. La banane doit être coupée dans le sens de la longueur, puis en deux. Enlevez les noyaux.

Mélangez le beurre et les épices. Arrosez les fruits avec le mélange. Placez les fruits sur un grill avec la peau vers le haut. Faites-les griller à feu moyen pendant 8 à 10 minutes si les fruits sont coupés en deux, et pendant 4 à 5 minutes si les fruits sont coupés en petits morceaux.

Valeurs nutritionnelles par portion

182 calories ; 11 g de matière grasse ; 24 g de glucides ; 1 g de protéines

Pommes au four

Indice glycémique : Bas

Rendement : 4 portions

Ingrédients

- 4 pommes
- ¼ tasse (36 g) de raisins secs
- ½ tasse (120 ml) de jus de pomme

Préparation

Préchauffez le four à 190 °C.

Lavez et épépinez les pommes. Découpez une bande du haut de chaque pomme. Mettez une cuillère de raisins secs dans chaque pomme. Versez le jus de pomme sur les pommes. Faites-les cuire au four pendant 40 minutes.

Arrosez les pommes avec le jus pendant la cuisson.

Valeurs nutritionnelles par portion

106 calories ; 0 g de matière grasse ; 28 g de glucides ; 1 g de protéines

Ananas grillé

Indice glycémique : Bas

Rendement : 4 portions

Ingrédients

- ¼ tasse (85 g) de miel
- 2 cuillères à soupe de beurre non salé
- 1 cuillère à café de cannelle
- 1 ananas

Préparation

Combinez le miel, le beurre et la cannelle. Parez et coupez l'ananas frais en longs quartiers. Faites-les griller à feu moyen pendant 15 minutes, en les arrosant de sauce. Retournez-les fréquemment.

Valeurs nutritionnelles par portion

123 calories ; 6 g de matière grasse ; 20 g de glucides ; 0 g de protéines

Yaourt glacé aux baies

Indice glycémique : Bas

Rendement : 6 portions

Ingrédients

- 250 g de baies mélangées
- 600 g de yogourt à la vanille
- 2 blancs d'œufs
- 2 cuillères à soupe de miel

Préparation

Placez les baies et le yaourt dans un robot ménager et mixez jusqu'à obtenir une mousse lisse. Transférez dans un bol moyen et mettez de côté.

Fouettez les blancs d'œufs dans un bol propre et sec jusqu'à la formation de pics fermes. Ajoutez le miel, une cuillère à soupe à la fois, en fouettant bien après chaque ajout jusqu'à ce qu'il soit épais et brillant. Incorporez le mélange de baies et de yogourt jusqu'à ce que le tout soit bien mélangé.

Versez le mélange dans un récipient hermétique et placez-le au congélateur pendant 4 heures ou jusqu'à ce qu'il soit congelé. Utilisez une cuillère en métal pour casser le yaourt congelé en morceaux. Mixez à nouveau au robot ménager jusqu'à obtention d'un mélange lisse. Remettez le mélange dans le récipient hermétique et congelez à nouveau pendant 3 heures ou jusqu'à ce qu'il soit congelé. Servez en boules.

Valeurs nutritionnelles par portion

129 calories ; 0,3 g de matière grasse ; 22 g de glucides ; 7 g de protéines

Crème de noix de cajou

Indice glycémique : Bas

Rendement : 6 portions

Ingrédients

- 1 tasse de noix de cajou crues
- 4 moitiés de poire en conserve, égouttées
- ½ cuillère à café d'extrait de vanille

Préparation

Placez tous les ingrédients dans un robot culinaire. Mixez pendant plusieurs minutes jusqu'à consistance lisse et de couleur ivoire, en raclant les parois du bol à moitié avec une spatule.

Transférez la crème dans un bocal en verre et mettez-le au réfrigérateur.

Valeurs nutritionnelles par portion

161 calories ; 12 g de matière grasse ; 8 g de glucides ; 4 g de protéines

www.ingramcontent.com/pod-product-compliance
Lightning Source LLC
Chambersburg PA
CBHW012252240726
48655CB00008B/3279